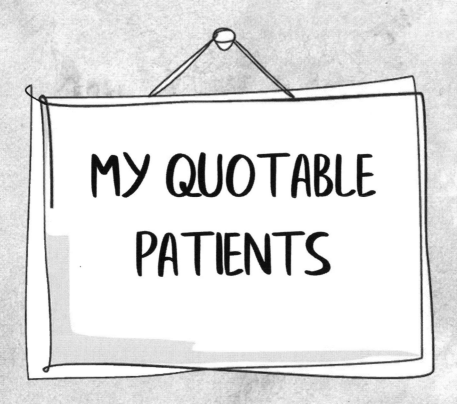

MY QUOTABLE PATIENTS

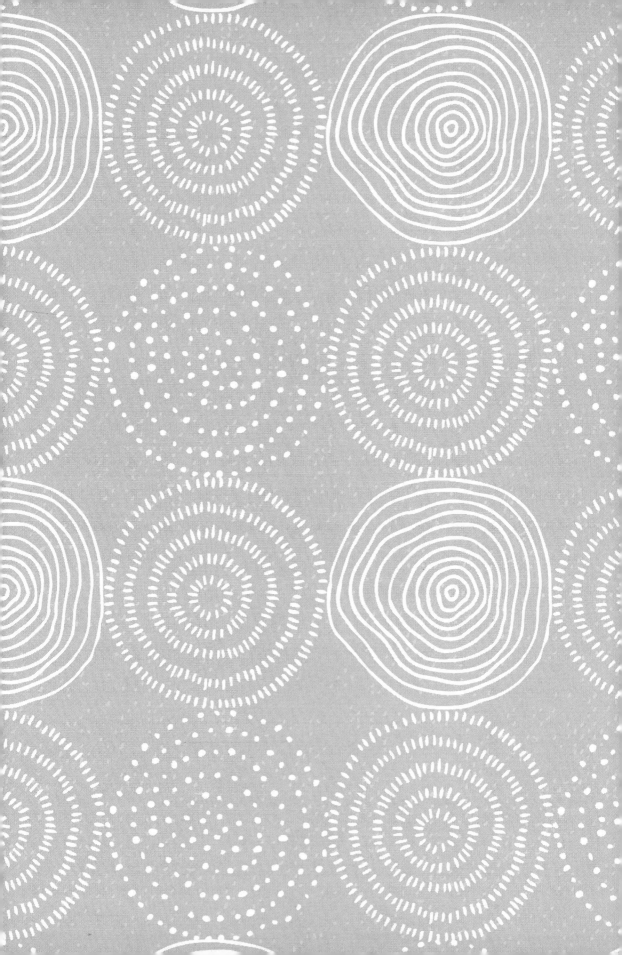

who _____

when _____

where _____

Date _____

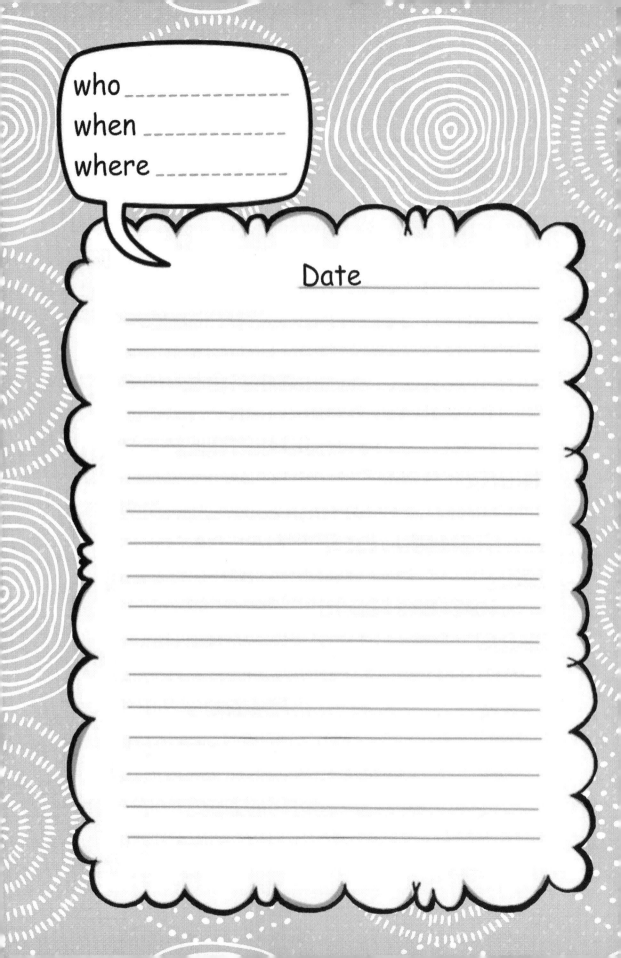

who _ _ _ _ _ _ _ _ _ _ _

when _ _ _ _ _ _ _ _ _

where _ _ _ _ _ _ _ _ _

Date _____

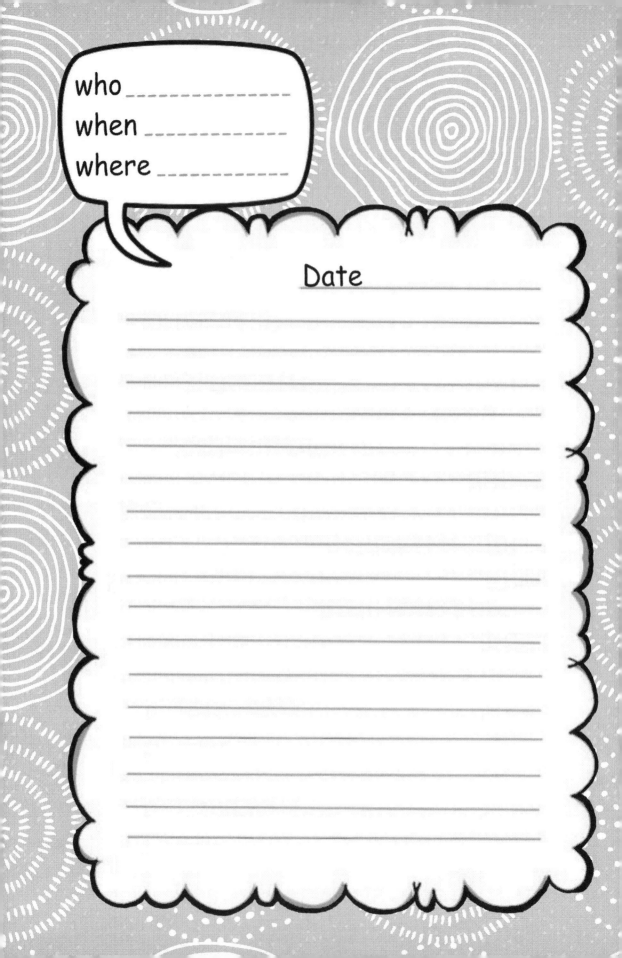

who _____

when _____

where _____

Date _____

who _____
when _____
where _____

Date _____

_____
_____
_____
_____
_____
_____
_____
_____
_____
_____
_____
_____
_____
_____
_____

who _____
when _____
where _____

Date _____

who _____

when _____

where _____

Date _____

who _____
when _____
where _____

Date _____

_____
_____
_____
_____
_____
_____
_____
_____
_____
_____
_____
_____
_____
_____
_____
_____
_____

who _____

when _____

where _____

Date _____

who _____
when _____
where _____

Date _____

who _____

when _____

where _____

Date _____

who _____

when _____

where _____

Date _____

who _____

when _____

where _____

Date _____

who _____
when _____
where _____

Date _____

who _____

when _____

where _____

Date _____

_____

_____

_____

_____

_____

_____

_____

_____

_____

_____

_____

_____

_____

_____

who _____

when _____

where _____

Date _____

who _____

when _____

where _____

Date _____

_____
_____
_____
_____
_____
_____
_____
_____
_____
_____
_____
_____

who _____

when _____

where _____

Date _____

_____
_____
_____
_____
_____
_____
_____
_____
_____
_____
_____
_____
_____
_____

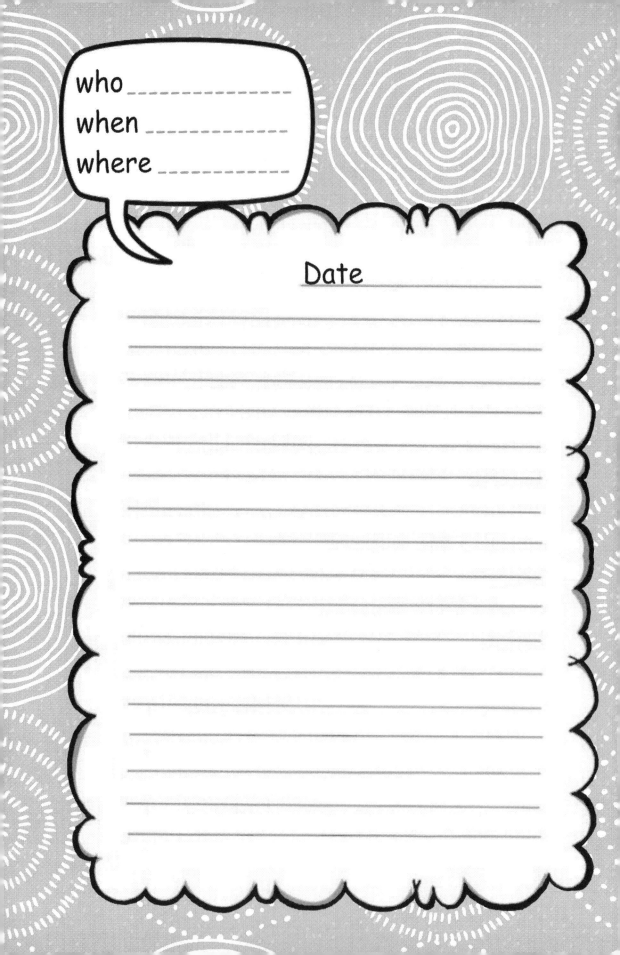

who _____

when _____

where _____

Date _____

who _____

when _____

where _____

Date _____

who _____

when _____

where _____

Date _____

who _____
when _____
where _____

Date _____

_____
_____
_____
_____
_____
_____
_____
_____
_____
_____
_____
_____
_____
_____
_____

who _____

when _____

where _____

Date _____

who _____

when _____

where _____

Date _____

who _____
when _____
where _____

Date _____

who _____

when _____

where _____

Date _____

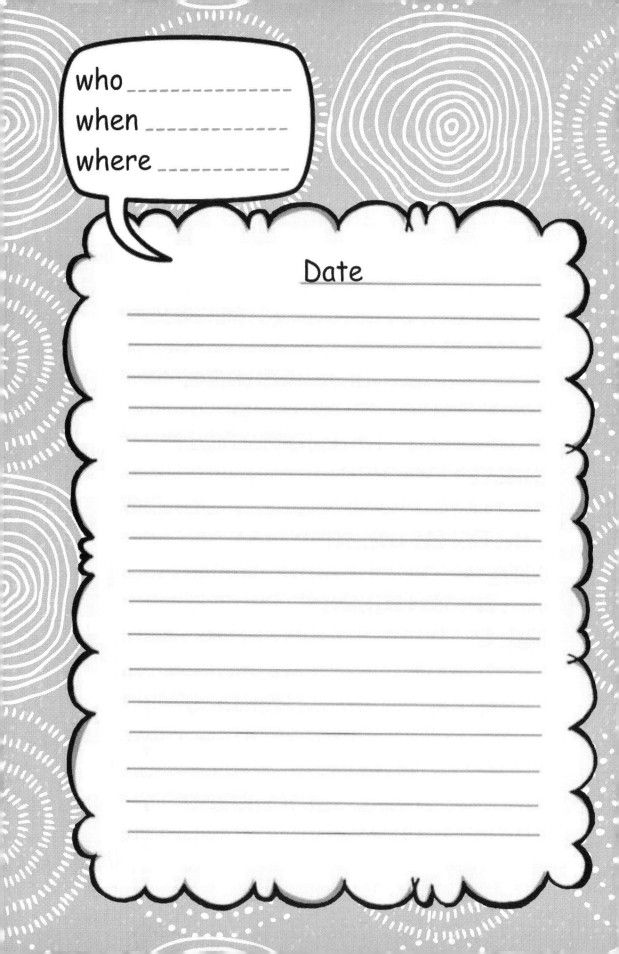
who _____
when _____
where _____

Date _____

who _____
when _____
where _____

Date _____

who _____
when _____
where _____

Date _____

who _____

when _____

where _____

Date _____

who _ _ _ _ _ _ _ _ _ _ _ _

when _ _ _ _ _ _ _ _ _ _

where _ _ _ _ _ _ _ _ _

Date

who

when

where

Date

who _____
when _____
where _____

Date _____

who _____

when _____

where _____

Date _____

who _____
when _____
where _____

Date _____
_____
_____
_____
_____
_____
_____
_____
_____
_____
_____
_____
_____
_____
_____
_____

who _____
when _____
where _____

Date

who _____
when _____
where _____

Date _____

who _____

when _____

where _____

Date _____

who _____

when _____

where _____

Date _____

who _____
when _____
where _____

Date _____

who _____

when _____

where _____

Date _____

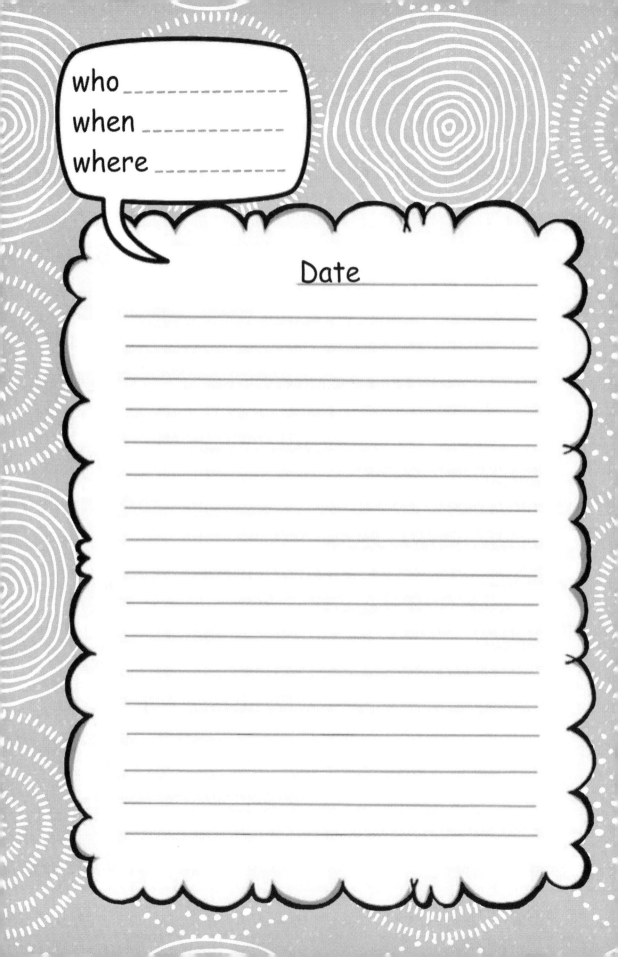

who _____

when _____

where _____

Date _____

who _____

when _____

where _____

Date _____

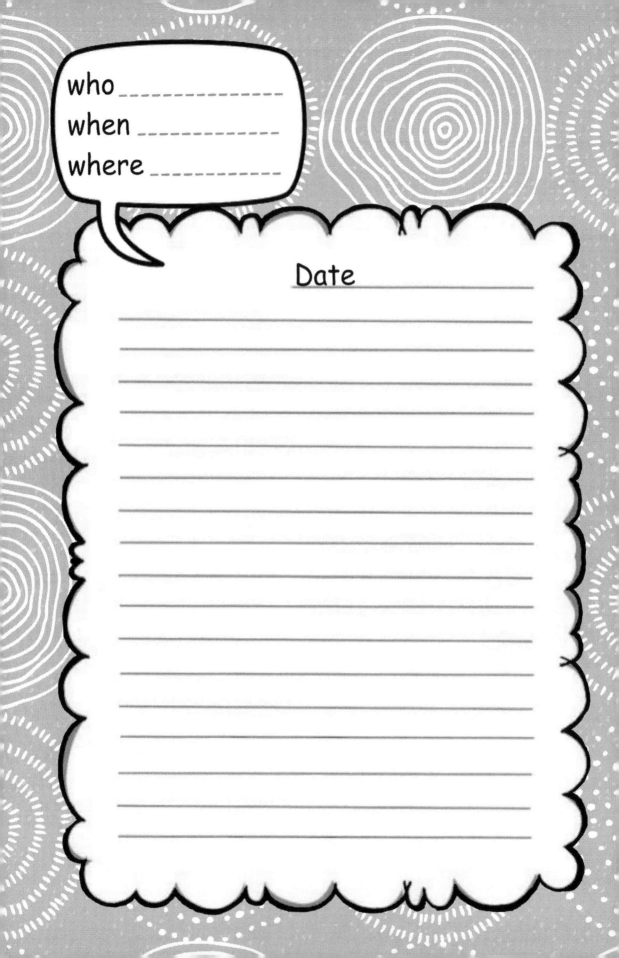

who _____

when _____

where _____

Date _____

who _____

when _____

where _____

Date _____

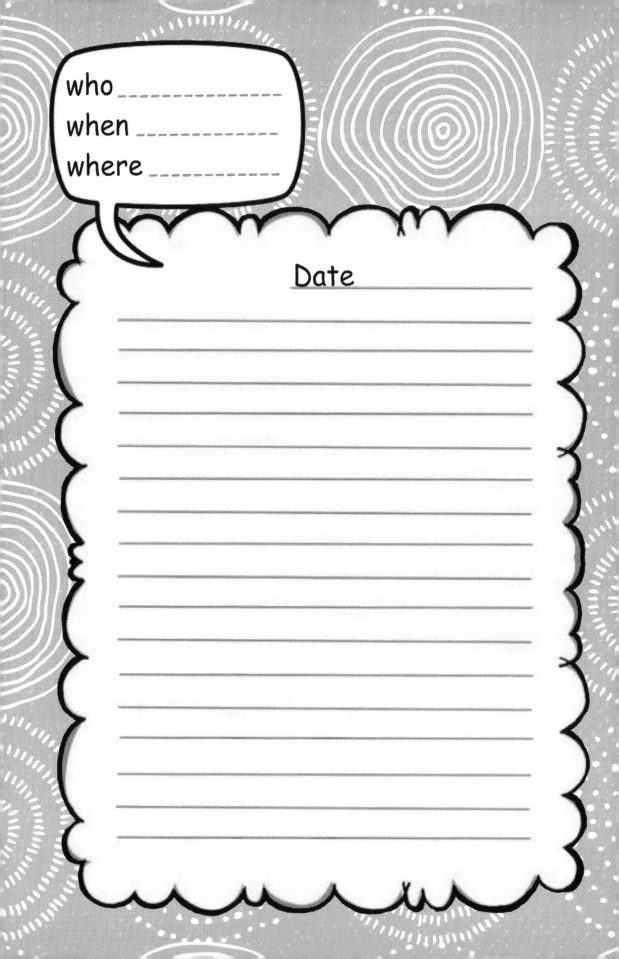

who _____
when _____
where _____

Date

who _____

when _____

where _____

Date _____

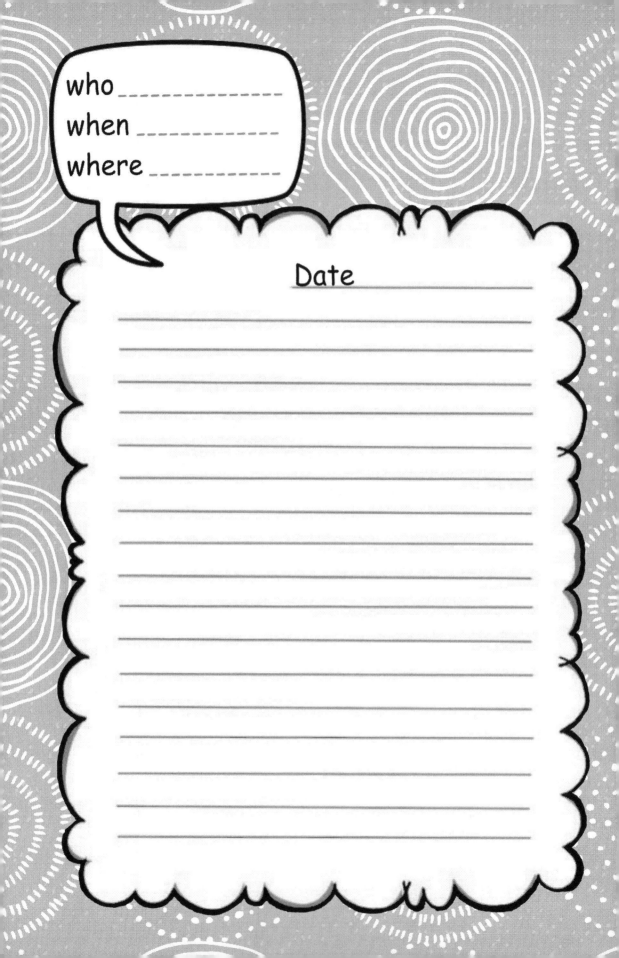

who _____

when _____

where _____

Date

who _ _ _ _ _ _ _ _ _ _ _ _ _

when _ _ _ _ _ _ _ _ _ _

where _ _ _ _ _ _ _ _ _

Date

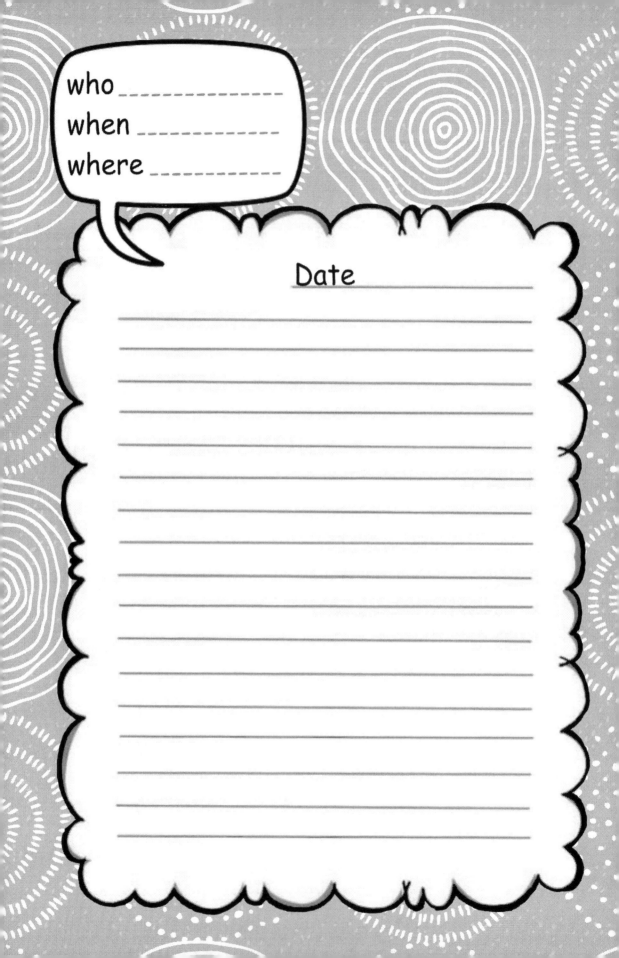

who _____
when _____
where _____

Date _____

_____
_____
_____
_____
_____
_____
_____
_____
_____
_____
_____
_____
_____
_____
_____
_____
_____

who _____
when _____
where _____

Date _____

who _____

when _____

where _____

Date _____

_____
_____
_____
_____
_____
_____
_____
_____
_____
_____
_____
_____
_____
_____
_____
_____
_____

who _ _ _ _ _ _ _ _ _ _ _
when _ _ _ _ _ _ _ _ _ _
where _ _ _ _ _ _ _ _ _

Date _____

who _____
when _____
where _____

Date _____

who _____
when _____
where _____

Date _____

who _____

when _____

where _____

Date _____

who _____

when _____

where _____

Date _____

who _____

when _____

where _____

Date _____

who _____

when _____

where _____

Date _____

who _ _ _ _ _ _ _ _ _ _ _ _ _ _

when _ _ _ _ _ _ _ _ _ _ _

where _ _ _ _ _ _ _ _ _

Date _____

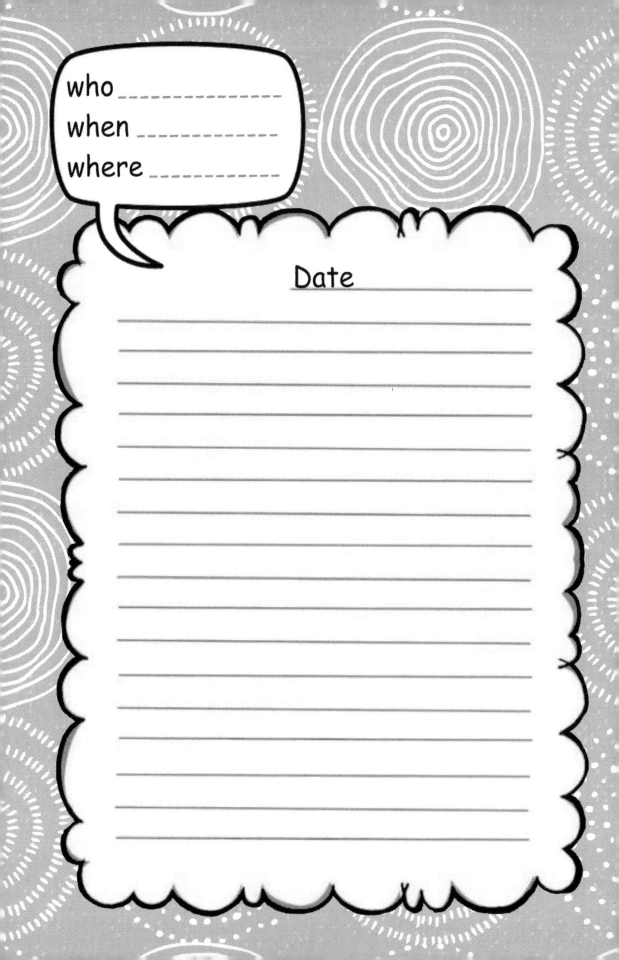

who _____
when _____
where _____

Date _____

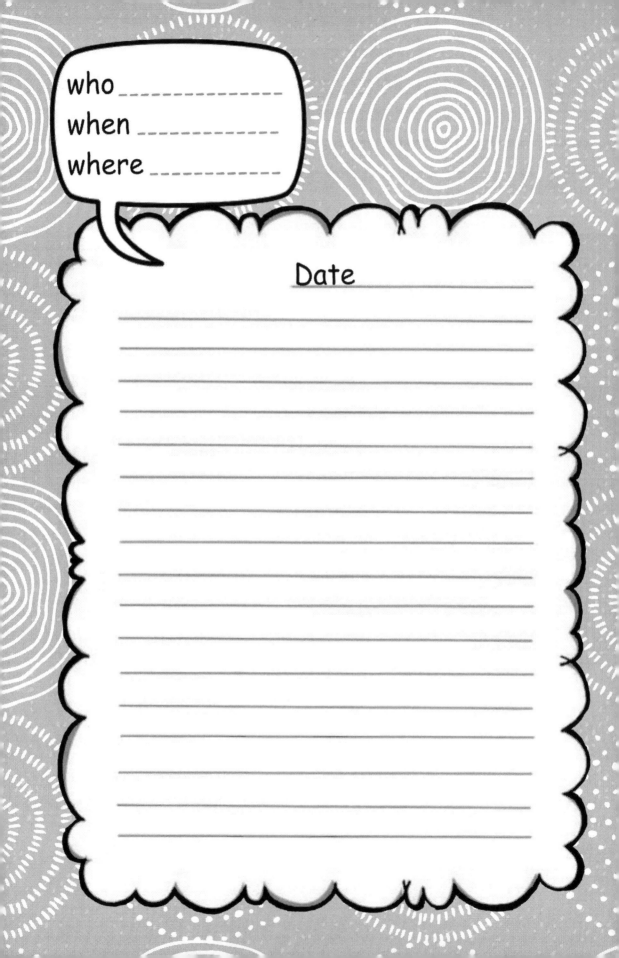

who _ _ _ _ _ _ _ _ _ _ _ _ _

when _ _ _ _ _ _ _ _ _ _ _

where _ _ _ _ _ _ _ _ _ _

Date _____

who _____

when _____

where _____

Date _____

_____

who _____
when _____
where _____

Date _____

who _____

when _____

where _____

Date _____

who _____

when _____

where _____

Date _____

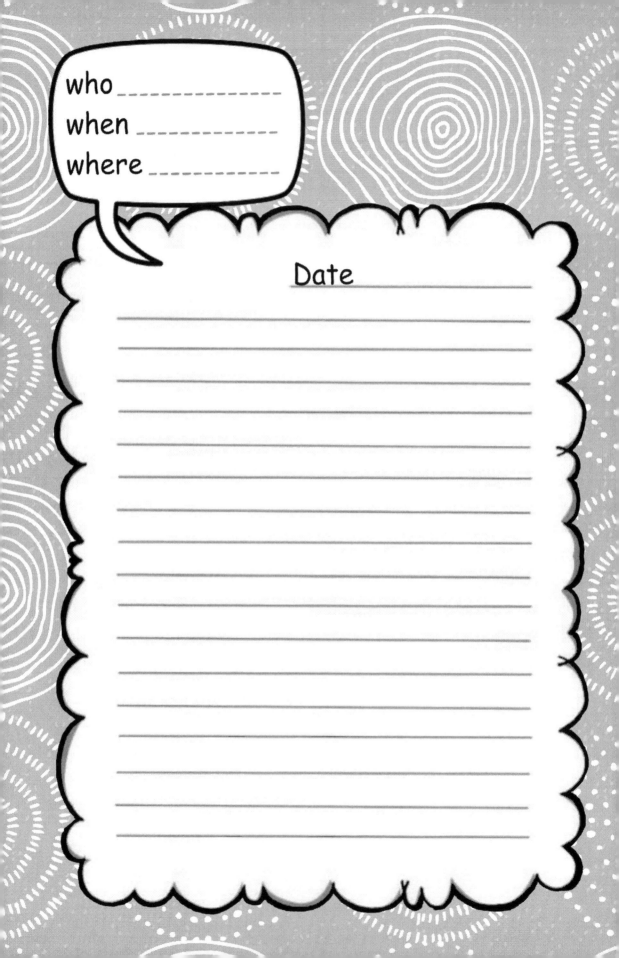

who _____
when _____
where _____

Date _____

who _____

when _____

where _____

Date _____

who _____

when _____

where _____

Date _____

who _____

when _____

where _____

Date _____

who _____

when _____

where _____

Date _____

who _____

when _____

where _____

Date _____

who _____
when _____
where _____

Date _____

who _____
when _____
where _____

Date _____

who _____

when _____

where _____

Date _____

_____

_____

_____

_____

_____

_____

_____

_____

_____

_____

_____

_____

_____

_____

_____

who _____

when _____

where _____

Date _____

who _____

when _____

where _____

Date _____

who _____

when _____

where _____

Date _____

_____
_____
_____
_____
_____
_____
_____
_____
_____
_____
_____
_____

who
when
where

Date

who _____
when _____
where _____

Date _____

who _____

when _____

where _____

Date _____

who _____

when _____

where _____

Date _____

who _____
when _____
where _____

Date _____

_____
_____
_____
_____
_____
_____
_____
_____
_____
_____
_____
_____
_____
_____
_____

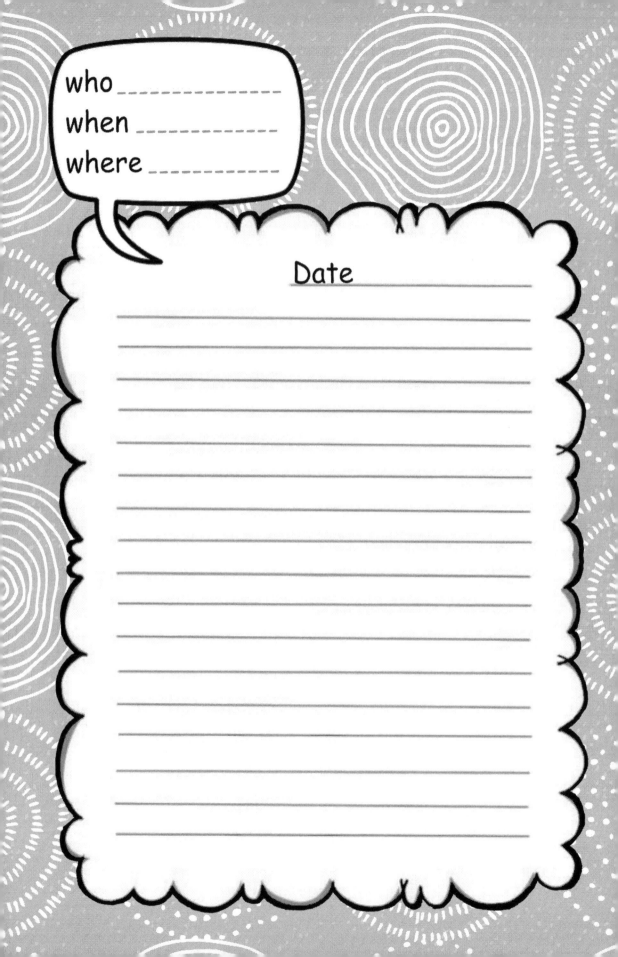

who _____

when _____

where _____

Date _____

who _____
when _____
where _____

Date _____

who _____

when _____

where _____

Date _____

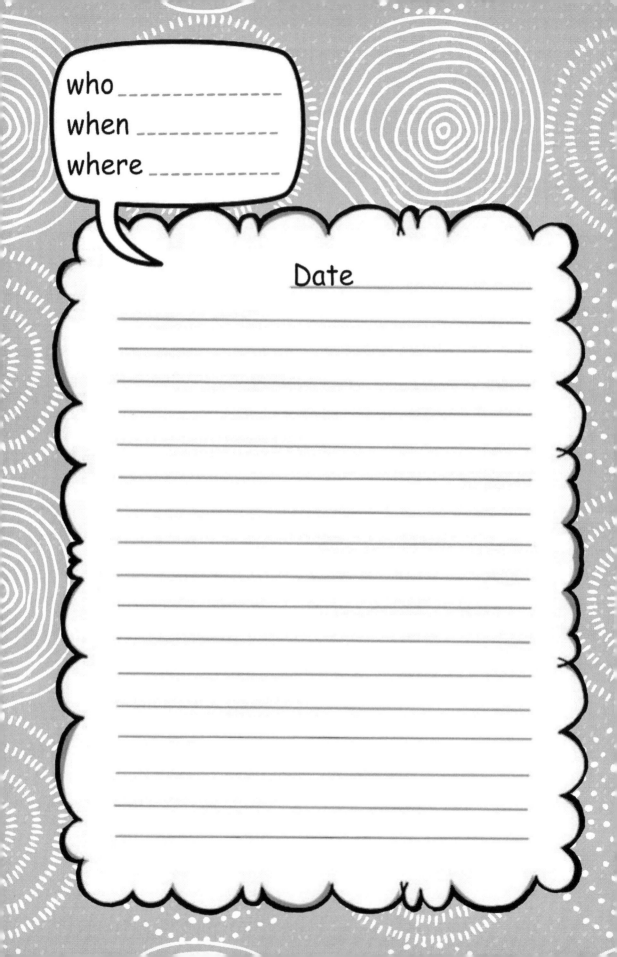

who _____

when _____

where _____

Date _____

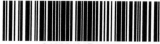

Made in the USA
Lexington, KY
30 March 2019